AF611191

ESSAI

D'ANATOMIE PHILOSOPHIQUE

SUR

LES PARTIES PRIMAIRES

DU SQUELETTE INTÉRIEUR ET EXTÉRIEUR.

VERSAILLES,
Imprimerie de Klefer, place d'Armes, 17.

ESSAI

D'ANATOMIE PHILOSOPHIQUE

SUR LES

PARTIES PRIMAIRES

DU

SQUELETTE INTÉRIEUR ET EXTÉRIEUR,

D'APRÈS LE SYSTÈME DE CARUS,

DÉDIÉ AU CONSEIL DE SANTÉ DES ARMÉES

PAR ULYSSE CHEVALIER, D.-M.

Chirurgien-Major de 1re Classe au 9e Régiment de Cuirassiers, Membre correspondant de la Société médicale d'émulation de Paris, des Sociétés de médecine de Lyon, Metz, Toulouse, Dijon, Bruxelles; des Sociétés royale académique de la Loire-Inférieure, d'Histoire naturelle de la Moselle, des Sciences morales de Seine-et-Oise, etc.

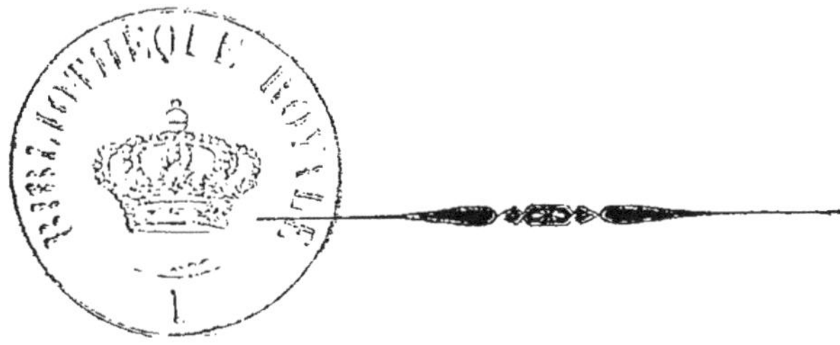

VERSAILLES,

IMPRIMERIE DE KLEFER, PLACE D'ARMES,
Maison des Gondoles.

1844

PRÉFACE.

C'est à l'habitude des exercices intellectuels profonds, non moins qu'à des goûts naturels pour la méditation et les rêveries poétiques, auxquelles des mœurs régulières et quelque peu prosaïques servent à peine de contre-poids, que doivent être attribués les nombreux systèmes qu'on voit sans cesse éclore en Allemagne.

Toutes les sciences, naturelles ou philosophiques, exactes ou métaphysiques, dans leurs généralités comme dans leurs subdivisions, ont été, par les penseurs de cette savante nation, plus ou moins ingénieusement résumées en des principes, reliées par des formules, groupées par des méthodes et unies fondamentalement par des théories synthétiques.

Beaucoup de ces œuvres sont, il est vrai, aussi inintelligibles pour nous que ces fantaisies étranges que l'on rencontre dans les sculptures de nos vieilles cathédrales. Trop souvent leur virtualité scientifique ou poétique s'exprime avec un vague mysticisme; s'épanche sous une forme indécise qui ne concorde pas avec notre esprit impatient et sceptique, et le genre un peu superficiel de nos études. En effet, quelle que soit la valeur réelle des systèmes dus à la prodigieuse activité intellectuelle des savants d'outre-Rhin, ces conceptions, par leur obscurité relative, dépendant d'une imagination trop peu contenue et de procédés trop crument abstraits, ne sauraient, pour la plupart, plaire aux lecteurs français, rendus exigeants par la langue la plus nette, la plus limpide, la plus scientifique que les hommes aient jamais créée, non moins que par le soin constant des auteurs de notre pays à masquer les aspérités de la science et à laisser toujours visibles les données pratiques sous les liens transparents d'une théorie facile et séduisante, mais trop souvent maintenue à la portée de la foule pour pouvoir atteindre un but élevé.

Cependant, beaucoup de systèmes scientifiques allemands, d'une grande valeur, obscurcis seulement par des formes complexes et une terminologie spéciale, dont la clé est en général facile à saisir par un léger effort de mémoire, mériteraient d'être mieux accueillis et plus répandus parmi nous. Il serait à désirer de voir de temps à autre les inspirations heureuses et de haute portée des têtes germaniques acquérir toute leur valeur, en revêtant, par leur passage dans notre langue, comme cela s'est notamment déjà fait pour plusieurs ouvrages de philosophie, la clarté et la précision qu'elles laissent à désirer et que nous sommes en droit de leur demander, surtout quand ces productions intellectuelles s'appliquent aux sciences d'observation. Parmi les Français qui ont été assez heureux pour obtenir ce résultat, M. *Jourdan* doit être nommé avec reconnaissance pour nous avoir fait connaître, par une bonne traduction, l'anatomie comparée et les recherches de *Carus* sur les parties primaires du système nerveux et du squelette intérieur et extérieur. Ces recherches et le système qui ont trait au squelette, résumé du haut enseignement en Allemagne de cette subdivision de l'anatomie, m'ont paru d'une assez grande valeur pour mériter d'être extraits avec soin du volumineux ouvrage dont ils font partie, et d'être présentés séparément et d'une manière méthodique. Ces travaux ont quelque chose de neuf, d'élevé, d'utile qui m'a vivement intéressé. Leur résultat m'a semblé la mise heureuse en pratique, dans une portion importante de la science de l'homme, du vœu que j'ai exprimé, du but que j'ai signalé dans un opuscule sur l'*Unité scientifique en Médecine.*

En effet, le système de *Carus* sur les parties primaires du squelette est général, complet, scientifique enfin; il substitue, sur une matière spéciale, à des notions vagues ou fausses, une manière de voir plus précise, que je crois vraie. Après avoir médité quelque temps sur ce système, on se convaincra bientôt de la simplicité et de la justesse de la voie proposée pour arriver à l'interprétation philosophique de la structure du squelette, et l'on reconnaîtra combien sont peu propres à satisfaire les considérations auxquelles on s'est livré jusqu'ici sur les causes suffisantes de ces formes. De plus, comme cette nouvelle manière d'envisager une des parties constitutives du corps humain, aura un jour, sans aucun doute, conjointement avec des connaissances générales en anatomie comparée, une influence marquée sur les études médicales, je regarde cet essai sur le squelette ou tout autre traité équivalant, comme appelé à faire partie de tout enseignement anatomique un peu élevé et à servir de complément aux ouvrages modernes d'anatomie descriptive. Il délivrera les jeunes gens des incertitudes pénibles qu'ils éprouvent lorsqu'ils désirent ne pas s'en tenir à l'étude matérielle des organes d'une seule espèce, sans cependant s'engager dans une entreprise qu'ils croyent au-dessus de leurs forces.

Le point de vue duquel le système osseux est envisagé dans cet essai, est précisément celui vers lequel beaucoup d'esprits tendent aujourd'hui, depuis l'ouvrage capital de Ch. *Bonnet*, trop peu cité, et surtout par l'impulsion de *Vicq-d'Azyr* et de *Cuvier*. Chacun commence à sentir, et pour ma part je l'ai exprimé ailleurs, que les faits, quelque nombreux qu'ils soient, ne constituent pas une science, et qu'en médecine, les matériaux déjà réunis doivent être utilisés pour arriver à un but élevé. Tant de travaux partiels, multipliant les faits à l'infini, sont susceptibles de mettre tôt ou tard sur la voie de quelque théorie générale qui les embrasse et les réunisse tous comme autant de conséquences directes et nécessaires. Le temps serait enfin venu d'asseoir nos connaissances sur une base à la fois logique et naturelle, et de ne plus nous en tenir, hommes de théorie, à la raison pure, ou hommes de pratique, à l'expérience d'hier.

Déjà, depuis quelques années, des observations sont faites dans un nouvel esprit. Déjà, se produit dans la science quelque chose d'analogue à ce qui se passe dans la sphère entière de la vie, un pressentiment d'unité, un besoin de fusion. L'homme adulte est comparé à l'embryon, les animaux sont comparés à l'homme. Cette double comparaison domine maintenant la science anatomique; l'une nous révèle les véritables lois des formations organiques, l'autre embrasse les faits généraux de l'organisme animal.

Tout est systématique dans l'univers; tout y est combinaison, liaison, enchaînement. Si tout avait été isolé, il n'y aurait point eu d'harmonie. Malgré cette haute leçon, il est des personnes qui ne craignent rien tant que d'être enrôlées sous un principe unique. Unité, système, tout ce qui se tient les gêne et les effraye : elles ont cadastré la vie, elles l'ont fractionnée en je ne sais combien de vies distinctes, qui doivent couler sous autant de lois et autant de lots séparés, sans jamais se fondre, sans jamais communiquer l'une avec l'autre; de sorte qu'à pousser les choses un peu loin, il se trouverait que l'être et la vie, et la règle, tout échappe : mais le bon sens porte en lui-même le remède à cette erreur et ne permet pas d'être long-temps aveugle aux éternels enseignements de la nature, auxquels on est toujours forcé de revenir pour rentrer dans la voie de la vérité.

Les moyens dont se sert la nature sont toujours simples et peu nombreux; quelque diverses que soient ses productions, elles reposent toutes sur un petit nombre de principes; on est frappé particulièrement de la majestueuse simplicité des moyens employés pour obtenir des effets innombrables; c'est dans l'infinie multiplicité de ses nuances une seule et même lumière; dans toute sa diversité, dans toutes ses manifestations, c'est une seule et même vie, toujours une, toujours harmonieuse à elle-même.

Dans l'étude des sciences naturelles, on doit s'efforcer sans cesse d'imiter la nature; on doit avoir toujours présent à la pensée que la perfection, c'est l'unité; que les théories sont d'autant moins imparfaites, qu'elles sont plus simples et se résument dans un plus petit nombre de corollaires; qu'il est nécessaire de se grandir à l'égal des difficultés du sujet par la puissance de la méthode, et non de se tenir au niveau des intelligences sans culture, en divisant, en morcelant la science; et qu'enfin, chaque ordre de faits doit être étudié, non à part, d'une manière isolée et indépendante, mais dans la vue d'un but commun, qui doit coordonner systématiquement tous les moyens d'investigation applicables à la connaissance de l'homme, et les relier dans la science comme ils le sont dans la nature.

Quoi qu'il en soit, dans cet *Essai*, je me suis efforcé de présenter aussi fidèlement, aussi succinctement que possible, le résultat essentiel et original des recherches de *Carus* sur les parties primaires du squelette intérieur et extérieur. Dans la crainte de n'avoir pas accompli aussi bien que je l'aurais voulu, la tâche que je me suis imposée, j'estimerai néanmoins avoir atteint un résultat satisfaisant, si, en vulgarisant une conception lumineuse, j'ai contribué à raviver parmi nous le goût des études générales en anatomie et à appeler quelque esprit supérieur sur le terrain où tout anatomiste philosophe doit désormais se placer pour élever, sur les bases indiquées, l'édifice complet qui manque encore à la science.

INTRODUCTION HISTORIQUE.

L'anatomie philosophique, par la théorie de l'*Unité de Composition organique*, nous montre les animaux composés de matériaux toujours semblables et toujours disposés suivant les mêmes lois; elle nous apprend à ne voir, pour ainsi dire, dans tous les animaux d'un même embranchement, qu'un seul et même animal, et à distinguer, au milieu des diversités infinies qu'y introduisent le sexe, l'âge, l'espèce, ce fond commun dont la nature, fidèle à l'unité, ne consent jamais à s'écarter. « La nature, dit *Geoffroy-S.-Hilaire,* employe constamment les mêmes matériaux et n'est ingénieuse qu'à en varier les formes. Comme si elle était soumise à de premières données, on la voit tendre toujours à faire paraître les mêmes éléments en même nombre, dans les mêmes circonstances et avec les mêmes connexions. »

Ces idées générales, ingénieuses, appartiennent essentiellement à notre époque; nées presque d'hier, elles ont déjà tracé dans la science un sillon aussi large que richement ensemencé.

La tendance à reconnaître l'unité fondamentale des formes de la nature, après s'être manifestée dans certaines branches de l'histoire naturelle, ne pouvait manquer non plus de se prononcer dans l'étude de l'appareil remarquable qui, sous la forme de squelette, est, à proprement parler, le soutien et le noyau de toute formation animale d'un ordre élevé. Mais la seule manière d'apercevoir sûrement le sens attaché à chaque forme particulière, fut de suivre la méthode génétique d'une manière rigoureuse et de s'élever des formes les plus simples aux plus complexes, et non de prendre, comme on le faisait généralement, pour point de départ, le squelette de l'homme, même celui de l'adulte, c'est-à-dire celui où le type primordial est arrivé au plus haut degré d'évolution et d'ennoblissement.

Cependant, au milieu de la méthode purement *descriptive*, seule adoptée naguère en anatomie, la nouvelle direction devait paraître étrange, et par cela même il était impossible qu'elle sortît de l'école anatomique proprement dite; il fallait qu'un esprit accoutumé à contempler librement la nature, un grand poète, portât son attention sur les matériaux dûs au zèle des anatomistes, pour soupçonner aussi, dans les formes diversifiées du squelette osseux, le principe fondamental simple, le *type primaire,* sans la connaissance duquel ne peut être satisfait notre esprit tendu partout vers la recherche d'une loi suprême.

L'idée première d'une *métamorphose des formes osseuses* appartient à *Goethe,* qui reconnut que « la force plastique modifie des parties iden- » tiques d'après un certain plan et de la ma- » nière la plus constante, ce qui établit la pos- » sibilité du type en général, et que les par- » ties comprises dans le type changent conti- » nuellement chez toutes les espèces anima- » les, sans néanmoins pouvoir jamais perdre » leur caractère. »

Cette idée, lancée en 1796, ne tomba pas stérile : méditée par de savants anatomistes, elle porta bientôt des fruits nombreux : *Bojanus, Oken, Burdin, Duméril,* reconnurent d'une manière générale que la *vertèbre* est la base de tout le système osseux, et considérèrent le crâne comme la vertèbre supérieure du rachis. *Geoffroy-S.-Hilaire* pensa que l'unité pourrait bien se retrouver dans d'autres formations squelettiques; parmi d'autres Français, *Dutrochet* le premier s'est élevé à l'importante idée que tous les os de membres reposent sur le type du corps des vertèbres; *Bailly* émit entre autres cette proposition, que dans toute la longueur du corps d'un animal, chaque segment, chaque vertèbre contient les mêmes éléments nerveux. *Burdach* déclara qu'il était convaincu que les os du crâne résultent d'un développement de la colonne vertébrale; *Wéber* tenta de prouver que le système osseux est la manifestation, la répétition d'organes déterminés et par conséquent de l'organisme entier, etc.

Tous ces travaux renfermaient le plan et la base d'un nouvel édifice, lorsque *Carus*, occupé depuis long-temps de la formation des nerfs et du cerveau, prit la résolution d'en faire le couronnement de ses recherches scientifiques. Il publia d'abord quelques travaux préparatoires en 1818; puis enfin, quelques années après, il fit paraître un *Traité d'anatomie comparée et des recherches d'anatomie transcendante*, dont les pages suivantes sont un résumé très-concis, mais fidèle.

NOTIONS PRÉLIMINAIRES.

La *masse primaire* dans les organismes est le fluide d'où procède ce qui a des limites précises, lesquelles limites solidifiées ont pour masse primaire le *terreux;* mais la substance extérieure peut être de deux manières en rapport avec l'individu : tantôt elle reste absolument extérieure, tantôt elle pénètre dans l'animal.

La partie d'un tout organique est incontestablement douée d'une organisation d'autant plus élevée, qu'elle répète plus parfaitement en elle l'idée d'un tout, et le tout lui-même est d'autant plus parfait, qu'il correspond davantage à l'idée de la nature entière. Sous ce rapport, l'homme seul répond à l'idée d'un être animal parfait, et l'animalité diffère de l'humanité au même titre que la pluralité diffère de l'unité.

Quelque multipliées que soient les formes sous lesquelles s'offrent les parties solides de l'organisme, elles ont toujours cela de commun, qu'elles sont le signe ou le résidu de certaines actions vitales du corps animal, dont le but est de produire des solides qui contrastent avec les liquides, et elles appartiennent à ce titre à une seule et même catégorie dans les animaux supérieurs, comme dans les animaux inférieurs.

2

Mais le premier obstacle à ce que nous apercevions la loi intérieure qui préside à la configuration du squelette osseux, consiste dans la multiplicité des formes sous lesquelles une seule et même partie se montre à nous chez les animaux dans l'infinie variété de ses rapports avec d'autres. Enfin, les noms donnés aux os tirés arbitrairement de ressemblances extérieures accidentelles, opposent à l'étude comparative du squelette dans les animaux, un obstacle qui empêche souvent de bien apprécier les formes.

Cependant, nulle formation naturelle n'est idéale, en tant que ce mot exprime une légitimité pure, quoique, d'après son essence, elle n'en doive pas moins être parfaite. Au reste, les formes géométriques sont le moyen le plus simple de nous en convaincre.

En sa qualité d'appareil essentiellement terrestre, le SQUELETTE, dans son développement, offre un caractère cristallin analogue à celui que présentent les parties de l'organisme terrestre : or, pour correspondre à la terre, il part du type d'une sphère creuse; aussi est-il, de toutes les formations animales, celui qui se prête le plus à une construction mathématique.

Le commencement de toute formation squelettique a été la séparation établie entre le corps entier de l'animal et le monde extérieur, d'abord par coagulation de la substance animale morte des liquides exhalés, sous forme de peau et de DERMATOSQUELETTE. C'est la première et par conséquent la plus inférieure des formes du squelette, qui, dans les degrés les plus élevés de la forme animale, doit de nouveau se réduire presqu'à une simple peau.

La seconde forme de squelette est la séparation établie entre le corps et les éléments qui pénètrent dans son intérieur ou le SPLANCHNOSQUELETTE; celui-ci répète en lui-même le type du dermatosquelette. De même que ce dernier, il occupe un rang subordonné à l'égard tant de sa formation que de son accroissement et de sa substance. Il est caractérisé dans les animaux supérieurs par le cartilage, comme le dermatosquelette l'est également par la corne, et ce phénomène tient à la même cause précisément, c'est-à-dire que les milieux qui entourent le splanchnosquelette sont les liquides qui pénètrent dans le corps.

Enfin, le NÉVROSQUELETTE ou le véritable squelette, étant celui des trois qui a la signification la plus élevée, est aussi celui qui offre le plus haut type dans sa formation, son accroissement et sa composition. Il naît par un dépôt terreux dans l'intérieur d'organes cartilagineux et vasculaires; il est assujéti à un renouvellement continuel de ses matériaux et sa formation a lieu autour de la moelle nerveuse.

La vertèbre se métamorphose sous trois formes : les PROTOVERTÈBRES, les DEUTOVERTÈBRES et les TRITOVERTÈBRES, comme on distingue un dermatosquelette, un splanchnosquelette et un névrosquelette.

La protovertèbre, ou vertèbre primaire (*côtes*), enveloppe tout le corps animal avec ses viscères; la deutovertèbre, ou vertèbre secondaire (*crâne*), enveloppe la masse centrale nerveuse, et la tritovertèbre, ou vertèbre tertiaire (*os des membres*), devient la charpente osseuse solide qui sert à la sustentation et au mouvement. Elles ont donc rapport à la vie *végétative*, à la vie *nerveuse* et à la vie *musculaire.*

Dans l'animal arrivé au maximum de son développement, le tronc étant caractérisé essentiellement par la vie végétative, la tête par la vie sensitive et les membres par la vie locomotive, le tronc doit l'être aussi surtout par le développement des protovertèbres, la tête par celui des deutovertèbres et les membres par celui des tritovertèbres.

TERMINOLOGIE

ET

EXPOSITION DU SYSTÈME.

Maintenant il est nécessaire de faire connaître la terminologie précise des parties primaires du squelette testacé et osseux, afin de pouvoir se livrer à d'autres considérations sur les parties solides ; ainsi, nous appellerons :

L'enveloppement sphérique du corps animal,	SPHÈRE SQUELETTIQUE PRIMAIRE.
Les parties médianes annulaires de la sphère ou les divers segments, pris un à un, d'une colonne de sphères primaires,	VERTÈBRES PRIMAIRES OU PROTOVERTÈBRES.
La série entière de ces segments,	COLONNE PROTOVERTÉBRALE.
La première répétition de la sphère primaire comme sphère secondaire, de laquelle il ne reste plus que la forme moyenne sous forme d'anneau,	VERTÈBRE SECONDAIRE, DEUTOVERTÈBRE, simplement VERTÈBRE.
La série formée par ces anneaux,	COLONNE DEUTOVERTÉBRALE OU VERTÉBRALE.
Mais 1° tantôt une vertèbre secondaire est posée en forme de rayon sur la vertèbre primaire ; elle peut ensuite se	

prolonger en une série d'une longueur indéterminée; et précisément parce qu'elle est rayonnante, elle procède de la sphère d'après l'hexagone,

DEUTOVERTÈBRE RAYONNANTE et COLONNE DEUTOVERTÉBRALE RAYONNANTE ou de MEMBRE.

2° Tantôt l'axe de la sphère squelettique primaire, devenue elle-même multiple, forme alors une série avec les deutovertèbres homologues des protovertèbres voisines, et se développe surtout d'après la division par quatre, attendu qu'il est déterminé par la sphère primaire tout entière,

VERTÈBRE PARALLÈLE et COLONNE VERTÉBRALE PARALLÈLE. Cette vertèbre est ou *inférieure* (STERNALE), ou *supérieure* (TERGALE), ou *latérale*.

Répétition de la protovertèbre à la troisième puissance, formation de sphères tertiaires dont les portions tendent à se transformer en os diconiques,

VERTÈBRE TERTIAIRE OU TRITOVERTÈBRE.

La tritovertèbre peut aussi être, à l'égard de la deutovertèbre :

1° *Rayonnante;* elle peut se prolonger en une série de longueur indéterminée; si alors la colonne deutovertébrale, à laquelle se rapporte cette formation tritovertébrale, est parallèle, la tritovertèbre reçoit le nom de VERTÈBRE TERTIAIRE, OU TRITOVERTÈBRE RAYONNANTE, OU APOPHYSE VERTÉBRALE : COLONNE TRITOVERTÉBRALE RAYONNANTE, OU APOPHYSE VERTÉBRALE SEGMENTÉE ET PROLONGÉE.

Si, au contraire, la colonne deutovertébrale est elle-même rayonnante, sa tritovertèbre s'appelle APOPHYSE D'OS DE MEMBRE.

2° *Parallèle*, et alors elle peut s'unir en série avec les tritovertèbres homologues des deutovertèbres voisines. Si la colonne deutovertébrale sur laquelle repose cette formation de vertèbres est parallèle, la tritovertèbre s'appelle CORPS DE VERTÈBRE, OU APOPHYSE ARTICULAIRE, OU VERTÈBRE ARTICULAIRE.

Si, au contraire, la colonne deutovertébrale est rayonnante ou *Colonne vertébrale de membres*, la tritovertèbre devient CORPS VERTÉBRAL DE MEMBRE, OU OS DE MEMBRE.

La formation simplement close de l'enveloppement sphérique du corps animal, peut se partager en plusieurs segments de cercle, au moyen de plusieurs lignes délimitantes.

Nous appellerons ces portions ou segments, SEGMENTS DE LA SPHÈRE SQUELETTIQUE PRIMAIRE.

Les portions d'une vertèbre qui restent comprises entre les points d'intersection et les vertèbres, à une plus haute puissance, qui se sont développées d'elle, portent le nom de	SEGMENTS D'ARCS VERTÉBRAUX, ou ARCS VERTÉBRAUX.
Par conséquent, dans une protovertèbre,	ARCS PROTOVERTÉBRAUX, ARCS COSTAUX, OU CÔTES.
Et dans une deutovertèbre,	ARCS DEUTOVERTÉBRAUX, OU VERTÉBRAUX.

Afin d'avoir une dénomination fixe pour ces portions d'un arc vertébral, qui résultent de sa division légitime primaire, on appelle :

A. Dans la protovertèbre,	
1° Les deux portions supérieures de chaque moitié latérale ou de chaque arc costal,	PORTIONS TERGALES (près du rachis).
La supérieure,	PORTION TERGALE SUPÉRIEURE OU POSTÉRIEURE.
L'inférieure,	PORTION TERGALE INFÉRIEURE OU ANTÉRIEURE.
2° Les deux portions inférieures de chaque moitié latérale,	PORTIONS STERNALES.
La supérieure,	PORTION STERNALE SUPÉRIEURE OU POSTÉRIEURE.
L'inférieure,	PORTION STERNALE INFÉRIEURE OU ANTÉRIEURE.
B. Dans la deutovertèbre,	
1° Les deux portions supérieures,	LAMES TECTRICES OU PORTIONS ÉPINEUSES.

La supérieure,	LAME TECTRICE SUPÉRIEURE OU PORTION ÉPINEUSE SUPÉRIEURE.
L'inférieure,	LAME TECTRICE INFÉRIEURE OU PORTION ÉPINEUSE INFÉRIEURE.
2° Les deux portions inférieures,	LAMES BASILAIRES OU *portions de corps* (parce qu'elles se rapprochent le plus du corps vertébral).
La supérieure,	LAME BASILAIRE SUPÉRIEURE OU PORTION SUPÉRIEURE DU CORPS.
L'inférieure,	LAME BASILAIRE INFÉRIEURE OU PORTION INFÉRIEURE DU CORPS.

En résumé, la destination proprement dite du squelette consiste à établir, comme il a été dit, une limite entre le corps animal et le monde extérieur, ainsi qu'entre la masse nerveuse et le reste du corps animal. D'où il suit nécessairement aussi que la manière dont les parties molles et surtout les parties nerveuses sont configurées dans un animal quelconque, doit essentiellement déterminer la configuration de son squelette.

Voici le parallèle des parties primaires du squelette avec les parties primaires du système nerveux.

La sphère squelettique primaire correspond	*Au corps animal entier simple.*
La protovertèbre,	*A l'anneau nerveux primaire.*
Les arcs de la protovertèbre,	*Aux arcs de l'anneau nerveux primaire.*
La colonne protovertébrale,	*A la chaîne d'anneaux nerveux primaires.*
La deutovertèbre,	*Aux organes nerveux supérieurs.*

La deutovertèbre parallèle ou vertèbre,	*Aux ganglions nerveux.*
La colonne deutovertébrale, ou colonne vertébrale parallèle, ou rachis,	*A la chaîne nerveuse, à la moelle.*
La colonne vertébrale tergale ou rachis tergal,	*A la chaîne ganglionnaire tergale, à la moelle épinière.*
La colonne vertébrale ventrale ou rachis ventral,	*A la chaîne ganglionnaire ventrale.*
La colonne deutovertébrale rayonnante ou de membre,	*A la substance sensible des membres.*
Les arcs de la deutovertèbre,	*Au renflement des masses nerveuses centrales.*
Le crâne provenant d'arcs protovertébraux agrandis,	*Au cerveau formé des renflements grossis de la masse nerveuse centrale.*
La formation des tritovertèbres,	*Aux parties du mouvement.*
La formation des tritovertèbres sur la tritovertèbre parallèle,	*A la faculté motrice inhérente à la masse nerveuse centrale et à ses cordons longitudinaux.*
La formation de la tritovertèbre rayonnante,	*A la détermination du mouvement par d'autres organes, c'est-à-dire aux muscles.*
La formation de la tritovertèbre sur la deutovertèbre rayonnante ou de membre,	*A la substance mobile des membres.*

La formation de la tritovertèbre parallèle,	*A la mobilité du nerf du membre, c'est-à-dire à son cordon longitudinal.*
La formation de la tritovertèbre rayonnante,	*A la détermination du mouvement par les muscles des membres.*

Il suffit presque de ce parallèle pour pouvoir, la configuration du système nerveux étant donnée, déterminer avec précision celle du système osseux qui y correspond ; en un mot, ce sont ces mêmes considérations qui nous apprennent à reconnaître que le squelette des animaux supérieurs est, en quelque sorte, *l'empreinte solidifiée* du système nerveux ; vue à l'aide de laquelle seule on peut porter la lumière dans l'ostéologie et l'élever au rang de science.

Dans le tableau que nous allons donner de l'exposition du système de *Carus*, l'homme, par la supériorité de son organisation, résumant tous les organismes inférieurs, nous servira de terme de rapport et de comparaison. Toutes les particularités du squelette des animaux pourront donc y trouver leurs équivalents ; car il y a ici, comme partout, tendance à ressembler de plus en plus au genre humain, à mesure qu'on s'élève davantage dans l'échelle des êtres.

COLONNE DEUTOVERTÉBRALE DE LA TÊTE,

OU

COLONNE VERTÉBRALE CRANIENNE.

Dénominations primaires.	*Dénominations usuelles.*
I. VERTÈBRE OCCIPITALE.	
c Lames tectrices.	Portions squameuses de l'occipital.
b Lames basilaires.	Portions de l'arc condyloïdien.
a Corps ou tritovertèbre parallèle inférieure.	Portion basilaire.
β Indice de tritovertèbre parallèle latérale.	Condyle.
1. PREMIÈRE INTERVERTÈBRE, VERTÈBRE AUDITIVE.	
1* *Segment postérieur de la première intervertèbre.*	
c Lames tectrices.	Os occipital postérieur ou point d'ossification postérieur, supérieur à la portion squameuse de l'occipital.
b Lames basilaires.	
a' Lames basilaires supérieures.	Portions mastoïdiennes de l'os temporal.
β' Lames basilaires inférieures.	Portion postérieure du rocher, qui contient les trois canaux demi-circulaires.
1** *Segment antérieur de la première intervertèbre.*	
c Lames tectrices.	Os occipital antérieur ou point d'ossification antérieur à la portion squameuse de l'os occipital.

b Lames basilaires.	
α' Lames basilaires supérieures.	Portion squameuse des os temporaux.
β' Lames basilaires inférieures.	Portion antérieure du rocher, où se forme le limaçon avec ses deux rampes.
II. VERTÈBRE CENTRIPITALE.	
c Lames tectrices.	Os pariétaux.
b Lames basilaires.	Grandes ailes ou ailes postérieures du sphénoïde.
a Corps.	Portion postérieure du corps du sphénoïde.
2. SECONDE INTERVERTÈBRE, VERTÈBRE OPTIQUE.	
c Lames tectrices.	Os interpariétal (rarement développé).
b Lames basilaires.	
α' Lames basilaires supérieures. β' Lames basilaires inférieures.	Points d'ossification médiants du corps du sphénoïde, placés entre les antérieurs et les postérieurs.
a Corps non développé.	
III. VERTÈBRE SINCIPITALE.	
c Lames tectrices.	Os frontaux.
b Lames basilaires.	Petites ailes ou ailes antérieures du sphénoïde.
a Corps.	Portion antérieure du corps du sphénoïde.
3. TROISIÈME INTERVERTÈBRE, VERTÈBRE OLFACTIVE.	
c Lames tectrices.	Os interfrontal (rarement développé).
b Lames basilaires.	Les deux moitiés de la lame cribleuse.

a Corps non développé.	
d Lame mitoyenne de séparation.	Apophyse crista galli.
IV. QUATRIÈME VERTÈBRE CÉPHALIQUE OU PREMIÈRE VERTÈBRE FACIALE, VERTÈBRE NASALE.	
c Lames tectrices.	Os nasaux.
b Lames basilaires.	Lames papyracées de l'ethmoïde.
a Corps.	Vomer.
d Lame mitoyenne.	Lame perpendiculaire de l'ethmoïde.
V. CINQUIÈME VERTÈBRE CÉPHALIQUE OU DEUXIÈME VERTÈBRE FACIALE, VERTÈBRE MAXILLAIRE.	
c Lames tectrices.	Cartilages supérieurs du nez, os nasaux antérieurs.
b Lames basilaires.	Cornets du nez.
a Corps non développé.	
d Lame mitoyenne.	Cloison cartilagineuse du nez.
VI. SIXIÈME VERTÈBRE CÉPHALIQUE OU TROISIÈME VERTÈBRE FACIALE, VERTÈBRE INTERMAXILLAIRE.	
c Lames tectrices. *b* Lames basilaires.	Cartilages des os du nez, et, chez quelques animaux, os du boutoir.
a Corps non développé.	
d Lame mitoyenne.	Prolongement de la cloison cartilagineuse du nez en avant.
COLONNE DEUTOVERTÉBRALE DU RACHIS.	COLONNE VERTÉBRALE.
Deutovertèbre du côté tergal.	Vertèbre rachidienne.

c Lames tectrices. b Lames basilaires.	Arc de la vertèbre rachidienne.
Tritovertèbre appartenant à la deutovertèbre.	Corps vertébraux et apophyses vertébrales.
α Tritovertèbre parallèle.	
a' Inférieure.	Corps vertébraux.
b' Latérale.	Apophyses articulaires.
c' Supérieure.	Base de l'apophyse épineuse.
b Tritovertèbre rayonnante.	
c'' Supérieure médiane.	Apophyse épineuse supérieure.
b'' Supérieure latérale (rarement développée).	
b''' Inférieure latérale.	Apophyse transverse.
a'' Inférieure médiane (rarement développée).	Apophyse épineuse inférieure.
CORPS DE VERTÈBRES STERNALES.	
a Cervicales.	
Vertèbre sternale ou sternum scapulaire.	Moitié supérieure de la poignée du sternum.
b Thoraciques.	Partie inférieure de la poignée et corps du sternum.
c Epigastriques.	Cartilage xyphoïde.
d Hypogastriques.	Tendon de la ligne blanche (sternum ventral du crocodile).
e Pelviennes.	Cartilage de la symphyse pubienne (os particulier de l'élan et du vampire).
CORPS VERTÉBRAUX des deutovertèbres parallèles latérales, aux protovertèbres du tronc.	Apophyses des corps des côtes, dirigées en arrière, et faisant un angle plus ou moins droit avec le corps (chez quelques oiseaux).

ARCS PROTOVERTÉBRAUX OU CÔTES DE LA TÊTE (1).	
I. Arcs protovertébraux de l'occiput ou CÔTES OCCIPITALES (en général non développées).	(L'arc osseux qui entoure le commencement de l'aorte chez quelques poissons, appartient ici).
1. Première paire d'intercôtes ou CÔTES DE LA VERTÈBRE AUDITIVE.	
a Côte postérieure.	Anneau du tympan ou portion postérieure de l'os carré.
b Côte antérieure.	Apophyse zygomatique de l'os temporal ou portion antérieure de l'os carré.
II. Arcs protovertébraux du centriput ou CÔTES CENTRIPITALES.	Apophyses ptérygoïdes du sphénoïde ou os palatins postérieurs (os omoïdes des oiseaux).
2. Seconde paire d'intercôtes ou CÔTES DE LA VERTÈBRE OPTIQUE.	Os zygomatiques.
III. Arcs protovertébraux du sinciput ou CÔTES SINCIPITALES.	Crochets ptérygoïdiens du sphénoïde ou os palatins moyens.
3. Troisième paire d'intercôtes ou CÔTES DE LA VERTÈBRE OLFACTIVE.	Os lacrymaux.
IV. Arcs protovertébraux de la	

(1) Les côtes portent ici la lettre et le chiffre de la vertèbre céphalique à laquelle elles appartiennent.

quatrième vertèbre céphalique ou 1re PAIRE DE CÔTES FACIALES,	Os palatins antérieurs ou vrais.
V. Arcs protovertébraux de la cinquième vertèbre céphalique ou 2e PAIRE DE CÔTES FACIALES,	Os maxillaires supérieurs.
VI. Arcs protovertébraux de la sixième vertèbre céphalique ou 3e PAIRE DE CÔTES FACIALES,	Os intermaxillaires.
ARCS PROTOVERTÉBRAUX DU TRONC.	
a Arcs protovertébraux réunis en plusieurs paires et rayonnant des colonnes vertébrales de membres,	Ceinture scapulaire.
b Anneau protovertébral simple fermé par le bas en une deutovertèbre,	Paire de vraies côtes.
c Manifestation oblitérée de la protovertèbre fermée par le bas sans deutovertèbre,	(Apophyses épineuses inférieures percées des poissons).
d Développement incomplet et partiel de la protovertèbre,	Paire de fausses côtes.
a' Portion tergale de l'arc protovertébral,	Fausse côte tergale.
b' Portion sternale de l'arc protovertébral,	Fausse côte sternale.
ARCS PROTOVERTÉBRAUX DE LA RÉGION CERVICALE,	Côtes cervicales.
Masse des portions sternales supérieures réunies,	Omoplate.
Masse des portions sternales inférieures réunies,	Clavicule.
Portion antérieure,	Clavicules vraies ou furculaires.

Portion postérieure,	Clavicules fausses ou apophyses coracoïdes.
ARCS PROTOVERTÉBRAUX DE LA RÉGION THORACIQUE,	Côtes pectorales.
Comme ils sont l'image de la protovertèbre pure, on les appelle	Vraies côtes.
Portion tergale supérieure,	Tête de la côte.
Portion tergale inférieure,	Tubercule de la côte.
Portion sternale supérieure,	Corps de la côte.
Portion sternale inférieure,	Cartilage de la côte.
ARCS PROTOVERTÉBRAUX DE LA RÉGION ÉPIGASTRIQUE,	Côtes épigastriques.
Incomplètement développés, ce qui fait qu'on les nomme	Fausses côtes.
Portion tergale supérieure,	Tête de la côte.
Portion tergale inférieure,	Tubercule de la côte.
Portion sternale supérieure,	Corps de la côte.
Portion sternale inférieure,	Cartilage de la côte.
ARCS PROTOVERTÉBRAUX DE LA RÉGION HYPOGASTRIQUE,	Côtes hypogastriques ou lombaires.
Portions sternales,	Intersections tendineuses du muscle droit du bas-ventre (cartilages costaux du ventre du crocodile, os des marsupiaux).
ARCS PROTOVERTÉBRAUX DE LA RÉGION PELVIENNE,	Côtes pelviennes.
a Arcs protovertébraux des vertèbres génitales,	Ceinture pelvienne.
Portions tergales supérieure et inférieure,	Apophyses transverses des vertèbres sacrées.
Portions sternales supérieures soudées,	Iléon.
Portions sternales inférieures soudées.	

α' Partie antérieure,	Pubis.
β' Partie postérieure,	Ischion.
b Arcs protovertébraux de la région coccygienne (manquent en général),	(Arcs autour de l'aorte, entre les branches des apophyses épineuses infér. à la colonne vertébrale caudale des poissons).
COLONNES VERTÉBRALES RAYONNANTES,	Membres du névrosquelette.
MEMBRES POSTÉRIEURS DE LA TÊTE ou membres crâniens.	
a Membres impairs.	
α' Mobiles sur les apophyses épineuses des deutovertèbres,	(Rayons des nageoires qui s'étendent sur le crâne).
β' Soudés aux apophyses épineuses des deutovertèbres,	(Prolongement des apophyses épineuses).
b Membres pairs.	
α' Latéraux supérieurs (première paire),	Cartilage de l'oreille (opercule des poissons).
β' Latéraux inférieurs (deuxième paire),	Mâchoire inférieure.
Les diverses parties de ce membre sont :	
a Article supérieur,	Apophyse condyloïdienne.
Os intercalaires dans l'articulation soudée entre l'article supérieur et inférieur.	
α' Au côté de l'extension,	Angle de la mâchoire, analogue à l'olécrâne.
β' Au côté de la flexion,	Apophyse coronoïde, analogue à la tubérosité du radius.
b Article inférieur externe,	Lame externe de la mâchoire.

β' Article inférieur interne,	Lame interne de la mâchoire.
c' Article terminal,	Bord alvéolaire, où les dents se développent comme les ongles aux doigts.
MEMBRES ANTÉRIEURS DE LA TÊTE ou membres faciaux.	
α Membres moyens de la tête.	
1re paire supérieure,	Cartilage tarse des paupières (cartilage de la membrane nictitante).
2e paire inférieure (manque).	
b Membres antérieurs de la tête.	
Première paire supérieure,	Cartilages des ailes du nez (trompe des éléphants, os des barbillons).
Seconde paire inférieure,	Bord alvéolaire de l'intermâchoire, où les dents incisives se développent comme les ongles aux doigts.
MEMBRES DU TRONC.	
α Membres pairs.	
Os des membres latéraux inférieurs de la poitrine,	Os des extrémités supérieures.
a' Article supérieur,	Humérus.
Os intercalaires qui se soudent avec le segment inférieur :	
a'' Au côté de l'extension,	Noyau osseux particulier à l'olécrâne.
β'' Au côté de la flexion,	Tubérosité du radius.
β' Article inférieur.	
1. Os interne de l'article inférieur,	Cubitus.
2. Os externe de l'article,	Radius.
a Articles radicaux,	Carpe.
Premier article radical,	Première rangée (os scaphoïde, semi-lunaire, pyramidal, pisiforme).

Second article radical,	Seconde rangée (os trapèze, trapézoïde, grand os, os crochu).
b Articles médians,	Métacarpe.
Articles médians,	Os métacarpiens des cinq doigts.
c Articles terminaux proprement dits,	Doigts.
Première phalange,	Phalange (cinq os).
Deuxième phalange,	Phalangine (cinq os).
Troisième phalange,	Phalangette (quatre os, celle du pouce manque).
OS DES MEMBRES LATÉRAUX INFÉRIEURS DU BASSIN,	Os de l'extrémité inférieure.
a Article supérieur,	Fémur.
a' Os intercalaire au côté de l'extension,	Rotule.
b Article inférieur.	
1. Os externe,	Péroné.
2. Os interne,	Tibia.
a Articles radicaux,	Tarse.
a' Os intercalaire au côté de l'extension,	Tubérosité du calcanéum.
Premier article radical,	Première rangée du tarse (os scaphoïde, astragale, corps du calcanéum).
Second article radical,	Seconde rangée du tarse (premier, deuxième et troisième cunéiformes, cuboïde).
b Articles médians,	Métatarse.
Articles médians,	Os métatarsiens des cinq orteils.
c Articles terminaux proprement dits,	Orteils.
Première phalange,	Phalange (cinq os).
Deuxième phalange,	Phalangine (cinq os).
Troisième phalange,	Phalangette (quatre os, celle du gros orteil manque).

SPLANCHNOSQUELETTE.

1. SPLANCHNOSQUELETTE DE LA TÊTE.	
a De la région antérieure de la tête, au-dessous des sixième, cinquième et quatrième vertèbres céphaliques.	
Membres onguéaux des mâchoires supérieure et inférieure, sans arcs protovertébraux propres, lesquels sont remplacés par le seul épithélion.	
Deux paires de membres latéraux supérieurs,	Dents incisives.
Deux paires de membres latéraux inférieurs,	
Six arcs protovertébraux (non développés et remplacés par l'épithélion) avec des tritovertèbres coniques dirigées en dedans.	
Six paires de membres latéraux supérieurs,	Une canine et cinq molaires de chaque côté en haut.
Six paires de membres latéraux inférieurs,	Une canine et cinq molaires de chaque côté en bas.
b De la région postérieure de la tête, au dessous du premier et du deuxième segments de la première protovertèbre.	
Six arcs protovertébraux.	
Sixième paire de splanchnocôtes,	Petites cornes de l'hyoïde.
a' Portions sternales, avec leur 6e corps vertébral ventral,	Corps de l'hyoïde.

Dont le prolongement est en même temps l'indice d'un membre terminal antérieur impair du splanchnosquelette,	Os lingual (de certains animaux).
β' Portions tergales,	Os styloïdes.
Prolongement en forme de membres rayonnants en dehors de ces côtes,	Grandes cornes de l'hyoïde.

5e Paire de splanchnocôtes, α' Portions sternales avec le 5e corps vertébral, β' Portions tergales,	1re Paire d'arcs branchiaux, avec sa vertèbre sternale.	Les portions sternales des deux cartilages thyroïdes. Les portions tergales des deux cartilages arythénoïdes Indice du 5e corps vertébral, épiglotte, comme répétition de l'os lingual.
4e Paire de splanchnocôtes, α' Portions sternales avec le 4e corps vertébral, b' Portions tergales,	2e Paire d'arcs branchiaux, avec sa vertèbre sternale.	
3e Paire de splanchnocôtes, α' Portions sternales avec le 3e corps vertébral, β' Portions tergales,	3e Paire d'arcs branchiaux, avec sa vertèbre sternale.	Cartilage cricoïde.
2e Paire de splanchnocôtes, α' Portions sternales avec le 2e corps vertébral, β' Portions tergales,	4e Paire d'arcs branchiaux, avec sa vertèbre sternale.	
1re Paire de splanchnocôtes,	Cartilages de Santorini (mâchoires pharyngiennes et dents linguales des poissons).	

2. SPLANCHNOSQUELETTE DU TRONC.

α De la région antérieure du tronc.	
Colonne protovertébrale de la poitrine au canal pulmonaire, et ses segments de jonction jusqu'à la tête,	Anneaux de la tranchée artère (et larynx inférieur des oiseaux).

b De la région postérieure du tronc.	
Corps deutovertébral, comme indice d'un membre terminal postérieur impair du splanchnosquelette,	(Os de la verge et du clitoris des carnassiers, des rongeurs).
Indices de membres pairs,	(Denture de la verge chez quelques animaux).

DERMATOSQUELETTE.

Sphère squelettique primaire,	Coquille ou enveloppe de l'œuf.
Protovertèbre,	Enveloppe testacée.
Anneaux protovertébraux,	Plaques cornées, écailles de l'épiderme (sabots, segments de l'ongle).
Colonne protovertébrale,	(Série des anneaux cornés).
Protovertèbre rayonnante,	(Ergots, griffes).
Deutovertèbre rayonnante,	(Membres du dermatosquelette chez les insectes, les crustacés).
Tritovertèbre rayonnante,	Cheveux, poils (soies, piquants, cornes sincipitales).

Terminant ici les considérations générales et préparatoires, nous allons passer à l'examen des différentes formes de squelettes que la nature nous offre. Notre but va être, 1° de poursuivre, d'après l'ordre précédemment tracé, le développement d'une forme parfaite de squelette à travers la série des diverses classes du règne animal; 2° de peindre à grands traits le squelette humain, pour faire voir qu'il est celui qui correspond le mieux aux exigences d'une légitimité supérieure.

CONSIDÉRATIONS

SPÉCIALES.

La construction des sphères creuses primaires, qui sont la condition du développement des squelettes cutané, splanchnique et nerval, a établi que le dermatosquelette est le premier des trois, parce qu'il isole le corps des éléments extérieurs, que le splanchnosquelette est le deuxième, parce qu'il l'isole des éléments extérieurs admis dans son intérieur, et que le névrosquelette est le troisième, parce qu'il isole des autres les organes représentant l'unité de la vie animale, en sorte que la série de formation ne s'est trouvée close qu'après cette triple répétition de son idée primaire.

L'histoire du développement de ces trois squelettes confirme cette proposition que la segmentation qui marche la première dans le temps est toujours la plus imparfaite et la plus sujette à s'effacer, et que celle qui vient la dernière est la plus parfaite et la plus stable.

CHAPITRE PREMIER.

L'ŒUF ET SA COQUILLE.

L'œuf, en tant que produit d'abord par l'organisme de la mère, comme partie de cet organisme même, comme corps organisé au plus haut degré, qui s'en sépare, affecte rigoureusement, de même que toute formation organique primaire, la forme d'une sphère. Mais l'œuf a une tendance au développement, et cette tendance s'exprime d'abord par la division de son centre, qui se partage en deux. Il suit de là que la forme sphérique fait place à celle de l'élipsoïde et passe à la forme ovalaire proprement dite.

La limite de l'œuf au dehors est produite par son enveloppe; mais dans plusieurs échelons du règne animal, il y a tendance à renforcer cette limite par la solidification de l'enveloppe et sa conversion en coquille. La formation de cette dernière tient à ce que des parties terreuses, attirées du milieu ambiant, notamment des humeurs du corps de la mère, couvrent la membrane d'un dépôt cristallin régulier. La substance de ce dépôt est du carbonate calcaire mêlé d'une plus ou moins grande quantité de substance animale primaire ou albumineuse, ce qui fait que, dans les classes inférieures, la coquille peut être molle, coriace, cornée.

CHAPITRE II.

SQUELETTE DES OOZOAIRES.

Les particularités les plus essentielles qui distinguent le squelette compris dans les deux premiers cercles de l'animalité, sont les suivantes :

1° Le squelette primaire, le dermatosquelette, est celui qui appartient spécialement aux classes primitives. Il est développé au degré le plus simple dans les *oozoaires,* au degré le plus parfait dans ceux des *corpozoaires,* qui sont caractérisés par un grand développement d'organes respiratoires, c'est-à-dire de la peau en général, et par conséquent dans les animaux *articulés ;*

2° En même temps que ce squelette primaire, le squelette secondaire, splanchnosquelette, se développe dans ces classes, mais y est cependant retenu dans d'étroites limites par l'antagonisme du squelette cutané, qui a pris un si grand développement;

3° Il n'y a point de névrosquelette proprement dit dans ces classes, parce que l'antagonisme entre le système nerveux et l'organisme est encore peu prononcé;

4° Les squelettes des oozoaires et des corpozoaires consistent essentiellement en protovertèbres : quand il existe une colonne protovertébrale, le lien de l'unité est peu intime entre les protovertèbres, comme chez quelques *vers.* Toutes les fois qu'il se développe des deuto et des tritovertèbres, ce sont les *rayonnantes* de préférence aux *parallèles*;

5° Sous le rapport de la formation, ces squelettes se produisent par pétrification de la matière animale, ou par coagulation des liquides exsudés à la surface : l'enveloppe est *membraneuse, cartilagineuse, cornée* ou *testacée.*

Les *phytozoaires* et les *lithozoaires* sont les premiers où se trouvent des commencements de parties réellement solidifiées, ou squelette terreux, qui, malgré sa simplicité, présente des formes variées et fort remarquables. Dans les *polypes*, l'indice d'un squelette individuel a souvent disparu dans la formation de la tige solide du polype entier. Dans les *zoophytes,* l'antagonisme du squelette est développé tantôt en manière de protovertèbre autour de la substance animale sensible, tantôt en manière d'une tige de plante dans l'intérieur de cette même substance. Ce squelette se forme par coagulation de couches successives, de sorte qu'en général les couches les plus anciennes sont aussi les plus solides. Ainsi, dans les *gorgones*, les internes sont calcaires, tandis que l'externe est simplement cornée.

Chez plusieurs *radiaires*, l'organisme ne s'élève point encore jusqu'à la formation squelettique, et une couche cornée très-mince (*épiderme* au dehors, *épithélion* au dedans) établit seule la limite entre le corps et le monde extérieur.

En résumé, il suffit de faire remarquer que les formes du squelette sont, chez les *holothuries*, la protovertèbre annulaire toute simple; chez les *oursins*, la grande protovertèbre vésiculeuse et diversifiée; chez les *astéries*, la protovertèbre se déployant en plusieurs colonnes vertébrales, qui s'écartent, en rayonnant, les unes des autres; chez les *échinidés*, un dermatosquelette enveloppant et des tritovertèbres rayonnantes; enfin, les *ophiures* réunissent en quelque sorte le haut développement intérieur de la protovertèbre simple des échinidés à la grande segmentation des colonnes protovertébrales multiples des astéries.

CHAPITRE III.

SQUELETTE DES CORPOZOAIRES.

Aux remarques du chapitre précédent, nous ajouterons, relativement au squelette des *corpozoaires*, que les *mollusques* sont caractérisés par la formation d'une coquille dont le type essentiel est celui d'une sphère squelettique en grande partie simple et diversement segmentée, qui, le plus souvent, est composée de carbonate calcaire, et constitue un dermatosquelette ; que le caractère des animaux *articulés* consiste en ce qu'une protovertèbre, originellement simple, devient une colonne protovertébrale simple dermatosquelettique, ou un corps formé tout entier d'articles, en même temps que la surface du squelette acquiert de plus en plus les propriétés de la simple corne. Enfin, l'épiderme et l'épithélion sont les formations les plus générales du squelette de tous les mollusques et animaux articulés.

La série des mollusques, qui se fait remarquer en général par la prédominance du développement des parties intérieures, nous offre à son sommet les trois formes du squelette, à la vérité développées d'une manière très-simple encore; car le névrosquelette est cartilagineux, le dermatosquelette et le splanchnosquelette sont cornés, et l'on trouve des traces de formation calcaire du dermatosquelette dans la coquille tergale devenue interne; la structure squelettique des mollusques est donc très-inférieure, comparée à celle des animaux qui viennent après.

Le caractère des animaux *articulés* consiste dans la perfection et la délicatesse des formes extérieures. Partout le dermatosquelette offre, non une protovertèbre simple, mais des colonnes protovertébrales sur lesquelles apparaissent des colonnes deutovertébrales qui déterminent la formation des membres, dirigés surtout dans le sens des rayons. Dans les ordres supérieurs, le dermatosquelette est corné; il tombe par l'effet de la mue et se régénère ensuite.

CHAPITRE IV.

SQUELETTE DES CÉPHALOZOAIRES.

1° A mesure que le dermatosquelette s'efface devant les progrès toujours croissants du névrosquelette, on trouve que, par antagonisme avec le squelette cutané, le splanchnosquelette est proportionnellement développé davantage dans les classes supérieures des céphalozoaires;

2° Les deutovertèbres étant aussi caractéristiques et aussi essentielles pour le névrosquelette que la protovertèbre pour le dermatosquelette, on rencontre des squelettes de céphalozoaires qui sont formés uniquement de deutovertèbres (tergales et crâniennes), par exemple chez la lamproie et la murène;

3° Comme les deutovertèbres sont essentielles aux animaux supérieurs, les deutovertèbres parallèles, qui établissent l'unité d'une série de protovertèbres, doivent être précisément celles qui prédominent et qui sont essentielles; c'est pourquoi tous les céphalozoaires sont essentiellement caractérisés par la colonne deutovertébrale du dos, et n'offrent jamais des colonnes deutovertébrales parfaites quand ils ont des colonnes vertébrales rayonnantes, c'est-à-dire des membres;

4° Les céphalozoaires sont les premiers animaux chez lesquels on voie paraître des colonnes tritovertébrales coniques, tant comme corps vertébraux, que comme os solide de membres. Les corps vertébraux sont ce qu'il y a de plus développé au rachis chez tous ces animaux. Voilà pourquoi les colonnes vertébrales rayonnantes ou les membres, qui, chez les corpozoaires, se composent entièrement de deutovertèbres, consistent uniquement en corps de vertèbres. Les tritovertèbres rayonnantes, ou les apophyses vertébrales, ne se prolongent jamais en colonnes vertébrales, mais prennent tout au plus la forme de longues pointes;

5° Le névrosquelette étant le plus élevé des trois en dignité, sa substance offre le troisième degré des mélanges qui entrent dans la composition des squelettes; elle consiste en albumine condensée, en cartilage, et se convertit en os par un dépôt de phosphate calcaire, opération pendant laquelle la structure se caractérise moins par des formes cristallines que par une configuration organique intérieure;

6° Le névrosquelette des céphalozoaires offre également, sous le point de vue de son origine et de son accroissement, le troisième et le suprême degré de la formation squelettique. Il naît, par un dépôt régulier de parties terreuses dans l'intérieur du tissu, de parties molles riches en vaisseaux; et, une fois produit, il ne cesse pas un seul instant de se modifier et de continuer à se perfectionner;

7° Dans la formation générale des céphalozoaires, où le névrosquelette arrive à son plus haut degré de développement, à côté de ce dernier se reproduisent le dermatosquelette et le névrosquelette, de telle sorte cependant qu'à l'échelon le plus élevé, la proportion entre ces systèmes est absolument inverse de celle qu'on trouve chez les corpozoaires. Du reste, ce qu'il y a d'essentiel dans le type, tant du splanchnosquelette que du dermatosquelette, reste nécessairement le même, à ce haut degré de l'organisation, qu'il s'est montré aux degrés inférieurs, c'est-à-dire que la protovertèbre est la formation prédominante dans tous les deux, que, parmi les deutovertèbres et les tritovertèbres, les rayonnantes sont les seules qui puissent essentiellement se développer, que la substance de ces squelettes reste essentiellement aussi corne et cartilage et que l'on retrouve dans le dermatosquelette la formation par la coagulation des sucs exhalés.

CHAPITRE V.

SQUELETTE DES POISSONS.

Ces animaux sont les premiers chez lesquels la moelle nerveuse soit organisée de manière à mettre en évidence l'antagonisme entre un système nerveux cérébral et un système nerveux ganglionnaire. C'est donc aussi en eux que, pour la première fois, un névrosquelette proprement dit se développe en antagonisme avec un dermatosquelette et un sphanchnosquelette. Par cette raison, il se trouve ici à son premier et plus bas degré de développement et présente des formes extrêmement variées et différentes.

Les traits qui annoncent l'infériorité de développement du squelette des poissons, sont les suivants:

1° *Imperfection de substance.* Elle est ou cartilagineuse ou imparfaitement osseuse. Un excès de substance animale, davantage de carbonate calcaire et moins de phosphate de chaux, établissent la différence entre les *arêtes* et les os proprement dits. Les trois squelettes cutané, splanchnique ou nerval, ne diffèrent point encore non plus essentiellement l'un de l'autre, sous le rapport de la substance, et sont souvent tous trois ou simplement cartilagineux ou osseux.

2° *Imperfection de développement.* Quoique les os des poissons soient animés par des vaisseaux, et qu'il s'y fasse un renouvellement continuel de matériaux, ils n'ont qu'un degré inférieur de vitalité; car la substance osseuse s'y dépose toujours couche par couche à la surface, comme dans les coquilles.

3° *Imperfection de forme et de nombre.* Elle s'exprime à son tour par la dignité moindre de ces rapports, considérés soit en eux-mêmes, soit relativement aux autres systèmes organiques, et par le peu de fixité qu'ils présentent : lignes courbes moins variées, cercles simples ou même lignes parfaitement droites et rareté des lignes bicourbes.

Chez les poissons, les protovertèbres et les tritovertèbres ont encore une prépondérance décidée, et les deutovertèbres sont moins développées. Les tritovertèbres rayonnantes ne prennent jamais la forme de colonnes vertébrales divisées en plusieurs articles; elles manquent même quelquefois entièrement; lorsqu'elles sont développées, c'est toujours au tronc, sous la forme de membres locomoteurs branchiformes (nageoires); et, sous le rapport du développement primaire, du moins au tronc, elles n'apparaissent que comme membres impairs inférieurs et supérieurs (nageoires dorsale, anale et caudale).

Les transitions qu'on rencontre du névrosquelette au splanchnosquelette rendent quelquefois difficile de décider ce qui fait partie de l'un (écailles), ou ce qui appartient à l'autre (os). Le rapport du développement des os au système nerveux est moins constant, ce qui fait que le cerveau et la moelle épinière sont moins exactement enveloppés par l'os, qui, au contraire, entoure quelquefois les organes de la vie végétative, le cœur, l'aorte, la vessie natatoire. L'os exprime enfin moins la forme totale, incomplètement développée du corps, qui tantôt ne s'écarte point, qu'à son diamètre transversal, de celle du cercle pur, tantôt se rejette soit vers le haut et le bas (compression latérale), soit à droite et à gauche (compression horizontale).

Tous les poissons ont cela de commun que leur corps est enveloppé d'un épiderne que recouvre, en outre, une couche de mucus gluant. Mais, sous cet épiderne, il se développe un dermatosquelette qui revêt des formes variées. En effet, il affecte

1° Celle d'anneaux protovertébraux complets dont la périphérie se divise d'après certains rapports numériques légitimes;

2° Celle de fragments d'arcs protovertébraux, qui ne revêtent qu'un certain côté du corps;

3° Celle de plaques isolées ou d'écailles, qu'on doit considérer comme le plus haut degré de résolution de la protovertèbre en points d'ossification distincts et séparés les uns des autres.

CHAPITRE VI.

SQUELETTE DES REPTILES.

Pour bien apprécier le squelette des reptiles, il faut considérer :

1° Que cette classe est la première où l'antagonisme entre le névrosquelette d'une part, le dermatosquelette et le splanchnosquelette de l'autre, se manifeste positivement, tant sous le rapport de la configuration que sous celui de la substance, et qu'elle nous offre, pour la première fois, l'exemple de la réunion chez un seul et même individu d'un *névrosquelette véritablement osseux*, d'un *splanchnosquelette véritablement cartilagineux* et d'un *dermatosquelette véritablement corné;*

2° Que, chez les reptiles, toutes les régions essentielles du tronc (cou, poitrine, épigastre, hypogastre, bassin) sont pour la première fois distinctes en eux. Mais cette qualité même explique pourquoi la région ventrale en général et les membres abdominaux ont pris tant de développement chez ces animaux. Ainsi, les poumons sont contenus dans la cavité abdominale, tandis que, chez les oiseaux, les viscères abdominaux sont situés dans la cavité pectorale et même dans les poumons.

Au reste, le cerveau est encore ici imparfait et petit comparativement à la moelle épinière; le névrosquelette a aussi un type dont l'infériorité, tant par la nature de sa substance, qui rappelle encore celle du squelette des poissons osseux, que par une certaine imperfection sous le rapport de la forme et du nombre.

Enfin, les reptiles se partagent en deux séries :

1° Ceux qui offrent des rayonnements extérieurs, tant au névrosquelette (membres) qu'au splanchnosquelette (branchies permanentes ou transitoires), et dont les deutovertèbres du crâne diffèrent encore peu de celles du rachis;

2° Ceux dont le névrosquelette seul présente des rayonnements extérieurs (membres). On les divise à leur tour en deux groupes, suivant qu'ils n'ont de membres qu'à la tête, le tronc en étant dépourvus (*ophidiens*), ou qu'ils en ont au tronc (*sauriens* et *chéloniens*). Ceux-ci diffèrent encore les uns des autres, par les rayonnements intérieurs de leur splanchnosquelette; les uns, dont les membres céphaliques sont encore très-développés, ayant des dents (*sauriens*), tandis que les autres, chez lesquels les membres de la tête sont oblitérés, n'ont pas non plus de dents (*chéloniens*).

CHAPITRE VII.

SQUELETTE DES OISEAUX.

La structure du squelette des oiseaux est parfaitement déterminée, quant aux particularités qu'elle présente, par la situation que cette classe occupe dans la série des animaux. Les oiseaux sont des céphalozoaires chez lesquels prédomine la région thoracique; ils répètent la formation des insectes. La formation respiratoire se développe en eux au plus haut degré, et les organes centraux de leur système nerveux arrivent aussi à un degré sensiblement plus parfait que dans les classes précédentes; c'est ce qui explique

1° Pourquoi le squelette de la surface respiratoire primaire (la peau) a dû acquérir ici un développement des plus considérables et des plus diversifiés, mais toutefois sous la forme de parties cornées, qui appartiennent essentiellement au dermatosquelette;

2° Pourquoi la respiration s'étend jusque dans les cavités du névrosquelette et du dermatosquelette, comme respiration pulmonaire dans celle du premier, et comme respiration branchiale dans celle du second, à cause de sa dignité moins élevée;

3° Pourquoi les principales régions respiratoires du corps, la poitrine et le cou, ont acquis une si grande prédominance;

4° Pourquoi le névrosquelette, par correspondance avec le grand développement du système nerveux, offre un type supérieur et particulier, qui, en outre, demeure plus uniforme dans tous les ordres; ici, comme partout, c'est la deutovertèbre parallèle du côté tergal avec ses protovertèbres parallèles et rayonnantes qui procure le plus de lumières sur les particularités du squelette du tronc. Ce qu'il y a de plus remarquable, c'est que les vertèbres sacrées sont totalement soudées ensemble, et que les thoraciques le sont aussi en partie de la même manière qu'il arrive à celles du crâne; au reste, ce qui démontre encore que les vertèbres rachidiennes si développées, appartiennent aux régions respiratoires, c'est que l'air pénètre réellement dans toutes, la première cervicale et la dernière caudale exceptées : le sternum scapulaire est toujours aussi creux et plein d'air. Le grand développement de ce sternum oblige le sternum costal à demeurer dans des conditions rudimentaires, et il n'existe point de sternum ventral et de sternum pelvien.

Comme la région respiratoire antérieure est destinée à la respiration de l'air et la postérieure à celle de l'eau, de même aussi le membre antérieur se développe en organes locomoteurs dans l'air (ailes) et les postérieurs en organes locomoteurs sur la terre ou dans l'eau (pattes). Dans les uns et dans les autres, mais surtout dans les premiers, l'os de l'article supérieur est accessible à l'air; ceux de l'article inférieur et de l'article terminal, le sont plus rarement. Partout, dans les deux paires, se développent les trois articles d'une colonne vertébrale complète de membres; seulement les divisions de cette colonne, dans le sens de sa largeur, sont proportionnellement plus faibles.

Les vertèbres crâniennes sont, comme deutovertèbres, plus grandes et plus sphériques que dans les classes précédentes; elles ne s'annoncent plus en ligne parfaitement horizontale à la colonne vertébrale rachidienne; les diverses parties primaires du crâne se réunissent de très-bonne heure en une simple capsule osseuse, dont la face interne offre le moule exact du cerveau; et, par antagonisme avec le grand développement des deutovertèbres crâniennes, les côtes céphaliques sont minces et mobiles.

Le splanchnosquelette offre des mâchoires pharyngiennes non seulement ossifiées dans beaucoup d'espèces, mais encore garnies de dents; la deuxième et la troisième splanchnocôtes sont très-prononcées, et l'on y distingue des pièces tergales et des pièces sternales. Le corps tritovertébral parallèle appartenant à la sixième paire de splanchnocôtes a de la tendance à s'allonger, comme membre terminal impair (os lingual). Enfin, le type général annonce sa plus grande perfection par l'allongemement considérable de la colonne protovertébrale des anneaux de la trachée-artère, par la fermeture complète des anneaux et leur ossification avancée et par le développement de certains anneaux protovertébraux en demi-sphères plus grandes, en vésicules osseuses, et, jusqu'à un certain point, en sphères squelettiques primaires (œufs).

Chez les oiseaux, de toute la surface du corps poussent des branchies coniques, molles, gélatineuses, abondamment pourvues de vaisseaux qui amènent une masse considérable de sang au dehors, la mettent en contact avec l'air, et déposent un tissu muqueux, imprégné de carbone, au sein duquel cristallisent la tige et les barbes de la plume.

Les formations protovertébrales sont les plaques cornées, vertèbres faciales, côtes faciales et article terminal de membre crânien, qui, sous la forme de gaînes cornées du bec, sont si prodigieusement diversifiées, ou des anneaux écailleux qu'on rencontre spécialement à l'article terminal du membre pelvien.

Les formations rayonnantes sont ou des parties solides cornées, coniques qui garnissent les articles terminaux, comme les éperons alaires, les ongles des orteils, les crêtes cornées, etc., ou des cônes cornés qui rayonnent au pourtour entier du corps de l'animal, ayant une tendance à se diviser et se subdiviser en formation coniques décroissantes (plumes).

CHAPITRE VIII.

SQUELETTE DES MAMMIFÈRES.

La fonction génitale prédominait chez les poissons, la digestion chez les reptiles et la respiration chez les oiseaux. Chez les mammifères, c'est aux fonctions cérébrales qu'appartient pour la première fois la prépondérance.

Le premier résultat de cette particularité est un développement plus considérable du névrosquelette, surtout dans celle de ces parties qui le caractérisent, les deutovertèbres et notamment les vertèbres crâniennes. Nulle part ailleurs toutes les parties du névrosquelette ne se développent dans des rapports aussi purs et aussi appropriés à leur propre dignité; nulle part les régions et les membres de ce squelette ne se segmentent d'une manière aussi légitime, suivant des rapports numériques aussi constants et aussi communs à la classe entière, qu'on ne peut cependant apprécier qu'après les avoir étudiés préalablement en eux-mêmes, et abstraction faite de toute application à un organisme quelconque. Nulle part, enfin, le névrosquelette, qui, dans les classes inférieures, tantôt servait à la respiration, parce qu'il admettait l'air dans son intérieur, tantôt devenait une sorte de squelette vasculaire, parce qu'il enveloppait de gros vaisseaux, ne se dépouille autant de toute relation immédiate avec les fonctions végétatives, et ne se consacre plus formellement aux fonctions animales proprement dites, à l'activité sensorielle et au mouvement.

Le grand développement du névrosquelette entraîne, par antagonisme, l'oblitération du dermatosquelette, qui peut d'autant moins parvenir à manifester des développements protovertébriformes osseux ou cornés du corps, ou des rayonnements divers et articulés, que le squelette nerval s'élève à un plus haut degré de perfection ; il doit même contribuer, pour sa part, au perfectionnement des fonctions animales, en se développant moins, mais acquerrant une texture plus délicate.

Les parties du dermatosquelette se partagent en formations protovertébriformes qu'on ne rencontre cependant jamais que très-diversifiées, et en rayonnements tritovertébriformes, qui ont également plus de tendance à entourer la surface du corps en pluralité indéfinie, qu'à se concentrer en formation analogue à des membres. Telles sont des ceintures de plaques dures, calcaires ou cornées, squamiformes qui cristallisent sur la peau de certains pachydermes, et autour de la queue de certains rongeurs.

Tantôt ces plaques, ayant la forme de protovertèbres coniques, s'étendent sur les tritovertèbres coniques du névrosquelette qui terminent les membres, comme font les ergots, les griffes et les sabots. Les enduits cornés qui revêtent les tritovertèbres rayonnantes d'autres régions du corps, notamment les cornes de la vertèbre sincipitale, ont la même signification. Les parties tritovertébriformes du dermatosquelette constituent les poils, les soies, les piquants. Les poils d'une force extraordinaire qui garnissent quelquefois la bouche remplacent les membres que la construction squelettique exige à la région faciale.

Par la même raison, le splanchnosquelette ne doit plus s'élever au même degré de développement que dans les classes inférieures; il reste constamment renfermé dans les conditions de substance cartilagineuse qui lui appartient en propre.

Il offre à la tête, à la région antérieure, de forts articles onguéaux, parmi lesquels les dents incisives et molaires représentent les ongles des doigts et les canines les ongles des pouces. Le genre *felis* possède des dents linguales. Les dents manquent et il n'y a qu'une simple formation cornée dans les baleines et chez les mammifères qui répètent les reptiles. En général, elles apparaissent toujours d'abord sous forme conique pure. En pluralité indéfinie dans les mammifères inférieurs, les dents se rapprochent toujours d'un nombre fixe dans les classes supérieures.

Les arcs protovertébraux du splanchnosquelette céphalique sont constitués par les vertiges de six paires de côtes métamorphosées en pièces laryngées et en hyoïde.

Celui-ci ou l'antérieur embrasse la partie supérieure du canal aérien et alimentaire, et se divise quelquefois comme une côte en quatre parties primaires. Les quatre arcs suivants sont oblitérés et soudés; le dernier est à peine indiqué.

Il y a, en outre, les indices d'un sternum libre chez le cheval et dans la langue des chats; les cinquième et quatrième splanchnocôtes forment le cartilage thyroïde, les troisième et deuxième, le cricoïde.

Les anneaux de la trachée-artère présentent souvent des divisions qui rappellent celles des arcs costaux du thorax; enfin, dans l'intérieur des organes, on rencontre des fragments du splanchnosquelette, tels sont l'os de la verge des carnassiers, l'os du cœur des ruminants, du cochon, de l'éléphant, celui qu'on trouve dans le diaphragme du chameau, etc.

CHAPITRE IX.

PARTICULARITÉS DE LA FORMATION SQUELETTIQUE DANS L'HOMME.

Comme nous supposons le lecteur au courant de la forme totale du squelette humain;

comme cet abrégé est destiné à servir de complément à l'ostéologie des traités spéciaux d'anatomie descriptive, nous pouvons nous borner ici à signaler les points principaux auxquels il importe d'avoir égard pour se livrer avec fruit à des comparaisons.

I. *Névrosquelette.*

On doit reconnaître d'abord chez l'homme une conformation beaucoup plus élevée et plus belle que chez les animaux. L'œil le moins exercé saisira les rapports de délimitation des os humains et les lignes et les surfaces d'ordre supérieur qui les terminent. Combien on est frappé de l'oblitération de la colonne vertébrale rachidienne et du développement des grandes deutovertèbres du crâne. Combien donne à réfléchir la belle légitimité des proportions numériques au rachis, où restent libres pour les quatre régions supérieures du tronc, 4×6 vertèbres rachidiennes qui, à leur tour, se divisent en 2×4, et chaque 12 en $5+7$, nombre dont la source est si élevée! Il n'y a pas jusqu'à l'oblitération des intercorps de vertèbres qui n'ait une haute signification, ainsi que la soudure des vertèbres sacrées, résultant d'un antagonisme avec les vertèbres crâniennes. On doit avoir aussi égard à la beauté particulière et d'une grande diversité des courbes d'avant en arrière et jamais latéralement, de la colonne vertébrale, reste de la flexion primordiale du corps sur le jaune.

Dans les limites d'une forme normale propre à l'espèce humaine, chacune des trois grandes vertèbres crâniennes correspond originairement à une masse cérébrale, et chaque masse cérébrale est primordialement parallèle à l'un des côtés des perceptions sensorielles (ouïe, vue, odorat), éléments de notre développement intellectuel.

On est aussi frappé du haut degré de légitimité pure, c'est-à-dire de correspondance parfaite avec la signification primordiale qui s'observe dans la puissante prédominance des grandes protovertèbres du tronc sur les petites protovertèbres de la tête, des proportions exactement inverses qu'offrent les deutovertèbres et de la manière dont cette subordination des côtes faciales est la condition de la beauté particulière de la face humaine.

Au sujet de la forme particulière des divers acrs costaux, il est indispensable de signaler :

1° La délicatesse des rapports par lesquels la différence sexuelle s'exprime dans les os pelviens, les côtes, les clavicules et les côtes céphaliques;

2° La perfection avec laquelle les trois paires de côtes faciales répètent le thorax du tronc dans la tête;

3° L'absence des rudiments des protovertèbres, mais la double répétition des arcs enveloppant les artères vertébrales et leur reproduction à une puissance supérieure.

Quelle énorme différence ne trouve-t-on pas à l'égard des membres? D'abord disparition totale des membres impairs, perfectionnement de la tritovertèbre diconique, qui fait chez l'homme la base de tout squelette de membres, peu de développement des membres céphaliques comparé à celui des vertèbres crâniennes, enfin, différence importante entre une paire de membres affectés à la fonction inférieure de la locomotion et une autre à celle bien supérieure d'un mouvement sensible, c'est-à-dire de la palpation, etc.

II. *Splanchnosquelette.*

La perfection de l'organisme humain ne s'exprime pas aussi explicitement dans les organes de la vie végétative que dans ceux de la vie animale; cependant le cachet de la spécialité humaine ne manque pas non plus à ces derniers, et l'observateur attentif doit, par conséquent, le retrouver aussi dans les parties squelettiques qui se rapportent à cette sphère;

indiquons seulement les particularités suivantes du splanchnosquelette de l'homme.

1° Il n'existe qu'à la tête et à la poitrine;

2° A la tête, il se partage en deux moitiés, l'une antérieure composée de membres, c'est-à-dire de dents, l'autre postérieure, exclusivement formée d'arcs protovertébraux, dans les parties de l'hyoïde et du larynx;

3° La formation dentaire est remarquable par son uniformité, sa fermeté et sa situation;

4° Les arcs protovertébraux du larynx sont plus segmentés, ce qui fait que, servant à des fonctions sensibles, ils deviennent organes de parole, développement dont la conséquence est l'oblitération des côtes hyoïdiennes qui ne sont plus indiquées que par les petites cornes de l'hyoïde et les apophyses styloïdes de l'os temporal;

5° La différence sexuelle s'exprime également ici par des nuances délicates dans la conformation des arcs protovertébraux du larynx et de la trachée-artère;

6° L'épithélion de toutes les surfaces viscérales est extrêmement mince.

III. *Dermatosquelette.*

Si une grande solidification du dermatosquelette, sous la forme de plaques dures et cristallines, caractérise les organismes inférieurs, son peu d'épaisseur et de consistance est le caractère des organismes supérieurs. Mais, malgré cet amincissement, les feuillets épidermiques portent encore chez l'homme des traces de la division géométrique, propre aux dermatosquelettes osseux, comme on peut s'en convaincre lorsqu'on examine l'épiderme humain à la loupe sur le dos de la main. Chez les animaux, le dermatosquelette avait de la tendance à produire des ergots, des sabots; mais chez l'homme, il ne reste plus qu'un segment de la superficie d'un de ces cônes cornés (ongles).

Les portions rayonnantes et tritovertébriformes du dermatosquelette ne sont pas moins atténuées chez l'homme; au lieu de piquants, de soies, de plumes, il ne reste plus que la forme plus raffinée de poils développés du côté le plus lumineux de l'organisme : les surfaces crâniennes et sternales. Enfin, on ne peut pas non plus méconnaître que les formations pileuses autour de la bouche, de l'anus et des parties génitales, ainsi qu'à la base des membres, sous les aisselles, aux aines et à l'articulation de la mâchoire inférieure chez l'homme, sont des répétitions, quoique extrêmement atténuées, de ce qu'on rencontre chez les animaux les plus inférieurs. Finissons, en faisant remarquer qu'il est très-significatif que la principale race humaine, la caucasique, ait les parties enveloppantes de l'épiderme incolores et translucides.

CHAPITRE X.

DÉVELOPPEMENT DU SYSTÈME OSSEUX DANS UN MÊME ORGANISME.

Terminons par le petit nombre de considérations suivantes :

1° Comme dans le règne animal, les protovertèbres précèdent les deutovertèbres; lorsque les autres parties du squelette se développent dans un individu, celles qui sont nécessaires les premières doivent aussi apparaître les premières;

2° Quand les parties primaires du squelette se développent, la formation cartilagineuse doit précéder la formation osseuse, en sorte que tout véritable os doit se développer d'un cartilage;

3° Lorsque les parties primaires du squelette se développent, la forme et les proportions doivent offrir la plus grande simplicité pendant les premières périodes, tandis que les périodes subséquentes se signalent par une diversité beaucoup plus grande des formations;

4° L'ossification se manifeste d'abord dans la partie du squelette osseux dont l'essentialité marche en première ligne, c'est-à-dire dans la protovertèbre;

5° L'ossification apparaît toujours en premier lieu dans les parties latérales, tant de la protovertèbre que de la deutovertèbre, et l'achèvement de l'ossification sur la ligne médiane du corps annonce toujours la fin du développement individuel du squelette osseux;

6° Le système osseux se produit d'abord par une couche de fibres sur laquelle viennent se placer successivement de nouvelles couches. De plus, les fibres ne s'étendent pas d'une manière continue dans toute la longueur de l'os; elle est formée par une série de fibrilles surajoutées au bout les unes des autres. L'accroissement en longueur se fait donc par superposition et l'accroissement en épaisseur par juxtaposition;

7° La cavité médullaire ne se produit qu'à la faveur d'un haut développement, de sorte qu'on ne l'aperçoit même pas dans les os du fœtus humain et dans ceux nouvellement reproduits;

8° La forme la première des dépôts de matière osseuse est celle de la sphère elle-même; mais encore les premiers grossissements de ces petites sphères sont toujours des formes plus ou moins régulièrement géométriques;

9° La forme du dicône, qui est, à proprement parler, primaire, passe de très-bonne heure à celle du cylindre; les formes particulières et à contours flatteurs pour l'œil des os de membres, procèdent de ces cylindres simples, courts et droits;

10° Les extrémités des os de membres proviennent ordinairement de germes osseux particuliers (épiphyses) qui s'unissent plus tard avec le dicône proprement dit du corps; ces épiphyses ont la signification d'intervertèbres qui, de même qu'au rachis, se soudent de chaque côté avec un os;

11° Quant aux protovertèbres et aux deutovertèbres, elles ne s'ossifient jamais tout d'une pièce; leur ossification commence toujours dans les moitiés latérales ou arcs; du rayonnement de la première sphère osseuse vers les deux côtés situés dans la direction de la périphérie de l'anneau, résulte une forme diconique très-aplatie et qui tend à dégénérer en une surface circulaire rayonnante de tous côtés.

FIN.

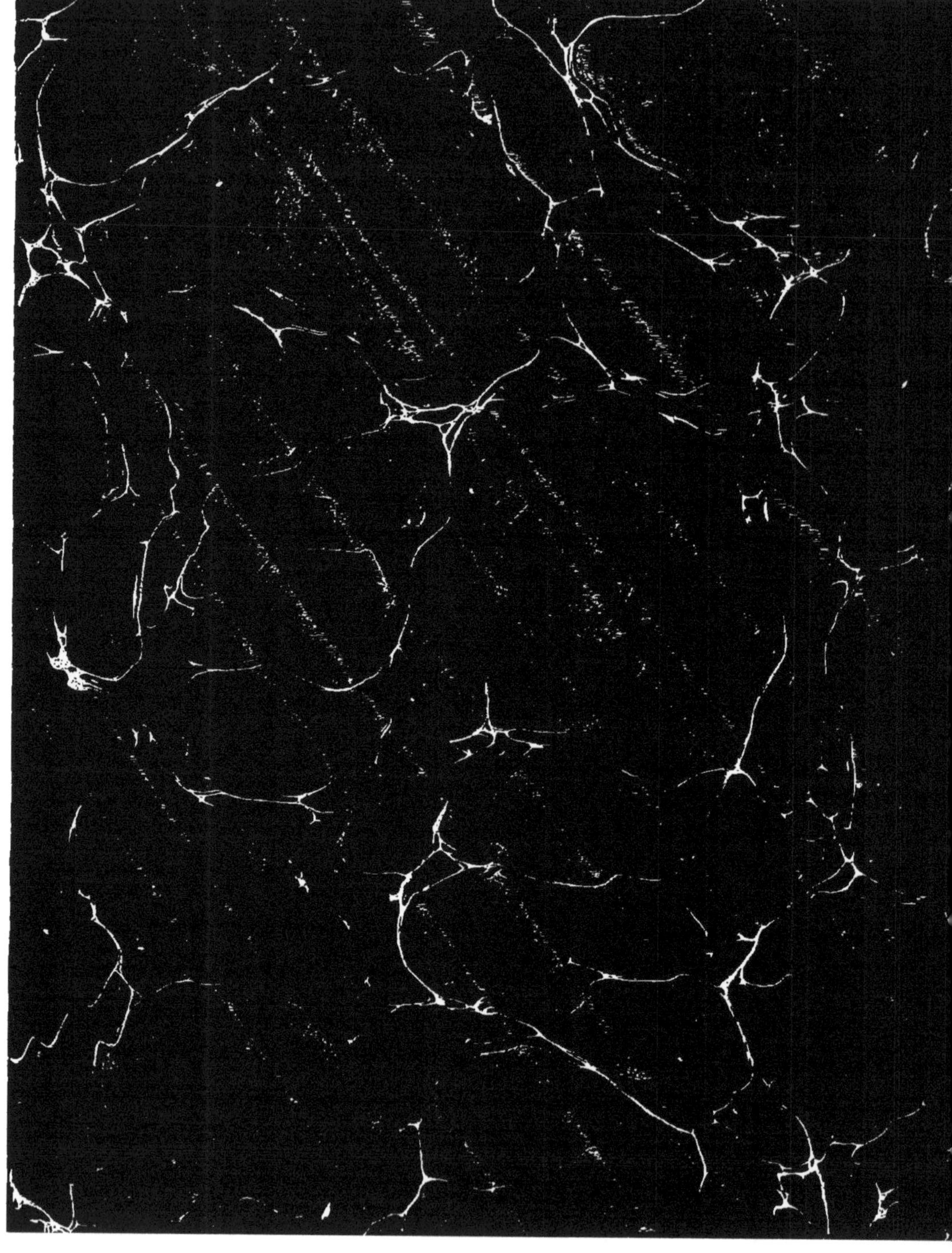

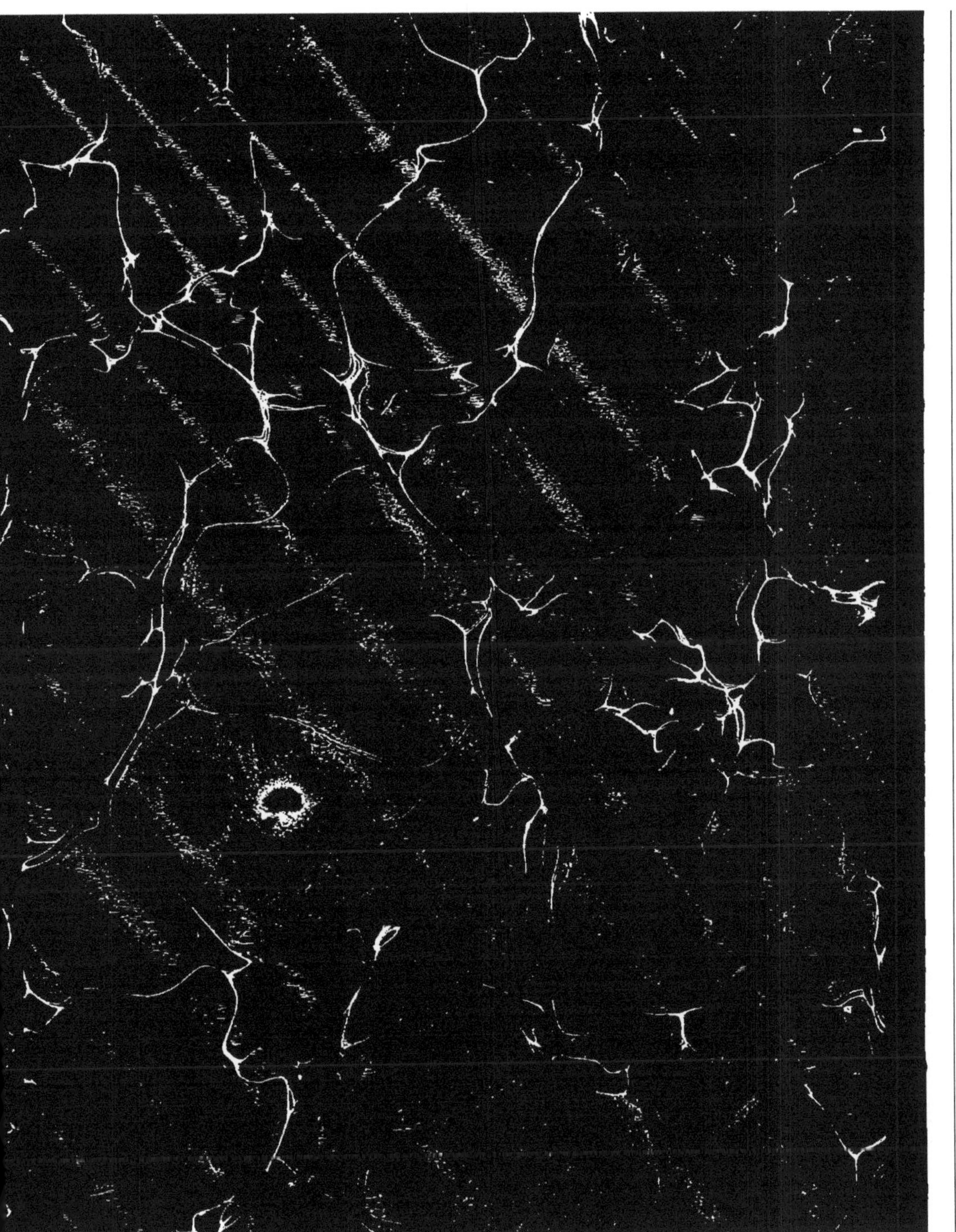

www.ingramcontent.com/pod-product-compliance
Ingram Content Group UK Ltd.
Pitfield, Milton Keynes, MK11 3LW, UK
UKHW020338250726
13967UKWH00005B/2004

9 782012 980709